RECHERCHES

CLINIQUES.

Publications de l'Auteur :

Note clinique sur l'action des Eaux d'Aix en Savoie dans le traitement des phlegmasies chroniques des articulations (Moniteur des hôpitaux, t. III⁰; Paris, 1855).

Sur un cas remarquable de gangrène multiple (Moniteur des hôpitaux, t. III⁰; Paris, 1855).

Sur un cas de mort par chlorose (Moniteur des hôpitaux, t. IV⁰; Paris, 1856).

RECHERCHES CLINIQUES

SUR L'ACTION

DES

EAUX D'AIX EN SAVOIE

DANS LE

TRAITEMENT DES PARALYSIES,

PAR

LE DOCTEUR CÉSAR GAILLARD,

Président de la Commission médicale,
Médecin de l'Établissement thermal et de l'Hospice
de la Reine Hortense,
Membre correspondant de la Société médicale
de Chambéry et de la Société savoisienne
d'histoire et d'archéologie.

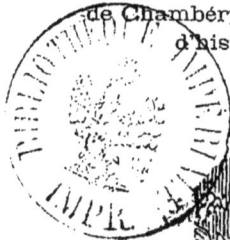

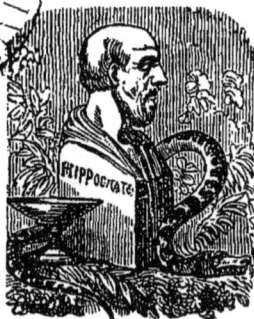

AIX-LES-BAINS,
TYPOGRAPHIE BACHET, RUE DE CHAMBÉRY.
—
1861

L'étude des Paralysies, dans leurs rapports avec la médication thermale, commence à peine à sortir d'une obscurité profonde, et les quelques notions sur ce sujet que l'on trouve éparses dans des publications diverses, sont trop souvent contradictoires ou insuffisantes dans les écrits modernes, et se font surtout remarquer chez les auteurs moins récents par le manque de précision et d'exactitude dans le diagnostic des faits. Nous ne venons point ici avec la prétention de juger en dernier ressort une question si controversée, et que, dans l'état actuel de la science, il est encore si difficile de résoudre d'une manière complète. Nous voulons seulement raconter quelques-unes des nombreuses observations qu'il nous a été donné de recueillir, et exposer la part de vérité que nous avons aperçue ou essayé de connaître dans une pratique médicale de sept années (1).

Chacun sait que les Paralysies ont leur siége tantôt dans un nerf, tantôt dans la moelle épinière, et tantôt dans le cerveau lui-même. Mais c'est surtout ici au point de vue des influences pathogéniques que nous avons à les considérer. Car il est des causes qui sont amovibles, quel que soit le siége ou l'origine de la maladie, et il en est qui ont amené des désordres persistants. De là vient l'efficacité ou l'inutilité du traitement, selon l'étiologie de l'affection. On peut donc dire que les circonstances causales, desquelles dépend en définitive le degré de gravité et de curabilité de la maladie, sont la base des indications et du pronostic.

---

(1) L'auteur de ce Mémoire, chapitre détaché d'un ouvrage qu'il se décidera probablement un jour à finir et à publier, est peut-être le dernier Président de la Commission médicale consultative des Thermes d'Aix. Et c'est en cette qualité qu'il a voulu apporter ici son concours à l'œuvre commune, à l'édifice dont ses prédécesseurs commençaient à jeter les bases dans leurs Rapports annuels.

Soit que cette institution, fruit des progrès du temps et sur laquelle tout a été dit (*), vienne à disparaître au milieu des défaillances morales et des défections intéressées, dont nous sommes témoins depuis quelques mois, soit que le destin lui réserve un sort plus heureux, ce que nous désirons sans l'espérer, puisse-t-on ne point oublier qu'il lui a été donné d'inaugurer en 1854 une époque, une ère plus belle pour la prospérité de nos Thermes, dont les consciencieuses études, les travaux variés seront toujours de plus utiles et de plus beaux ornements que les recherches trop souvent incomplètes, insuffisantes ou nulles, les documents parfois dérisoires, sur lesquels les Rapports généraux, faits à l'Académie impériale de médecine par la Commission des Eaux minérales, jettent annuellement un si triste jour.

(*) Rapport de la Commission médicale des Bains d'Aix en Savoie à M. l'Inspecteur général des services sanitaires (Séances des 28 mai, 4 et 11 juin 1860).

Les observations que nous donnons en détail dans ce Mémoire sont au nombre de quinze, et se divisent ainsi qu'il suit :

Paralysie d'origine rhumatismale : deux cas.

Hémiplégie par apoplexie : deux cas.

Hémiplégie d'origine mixte (apoplexie et chloro-hystérie) : un cas.

Paralysie générale, d'origine mixte (anémie et altération organique?) : un cas.

Paralysie consécutive aux fièvres graves : deux cas.

Faiblesse et tremblement consécutifs à une méningo-myélite : un cas.

Paralysie générale progressive : un cas.

Paralysie traumatique : quatre cas.

Commotion de la moelle et contusion des lombes : un cas.

Tel on voit le nerf facial se paralyser quelquefois sous l'influence du froid humide, d'un coup d'air, comme on le dit vulgairement, tels les nerfs moteurs qui s'irradient de l'axe cérébro-spinal, se paralysent sous l'action de causes rhumatismales plus ou moins prolongées, sans qu'il soit toujours facile de reconnaître si la paralysie est idiopathique, c'est-à-dire bornée aux nerfs seuls, ou si la moelle elle-même a été atteinte par la cause morbide.

Nous allons mettre sous les yeux du lecteur deux cas remarquables de paralysie du mouvement, due aux causes que nous venons de nommer, et sur lesquels la médication thermale a exercé, comme elle exerce ordinairement dans ces circonstances, la plus heureuse action.

OBSERVATION Iʳᵉ.

Paraplégie rhumatismale. — Joseph Dupraz, âgé de 25 ans, d'Aiguebelette, entre à l'hôpital d'Aix, le 3 juin 1854.

Ce malade, paralysé des extrémités inférieures, ne peut pas marcher, même avec deux béquilles. Il peut cependant, lorsqu'il est couché, mouvoir un peu ses jambes; la sensibilité n'y est pas abolie. Il a parfois des fourmillements dans les pieds, dans le pied droit surtout; selles et miction difficiles.

Il a à la région lombaire les cicatrices de deux cautères. Plus haut à la région dorsale et vers la partie postérieure des côtes droites, il y a un gonflement douloureux, avec névralgies intercostales de ce côté.

L'invasion brusque de la maladie date de cinq années et coïncide avec une circonstance qui paraît avoir agi comme cause : le malade, ayant très-chaud, venait de se laver les pieds dans l'eau froide d'un ruisseau.

Il ne paraît pas y avoir eu d'abus vénériens.

Dupraz est déjà venu trois ans de suite aux Eaux d'Aix, et il s'en trouvait beaucoup mieux, marchant bien, presque guéri, lorsqu'en 1853 il éprouva une récidive soudaine à l'établissement thermal où il se trouvait, et d'où il ne put revenir qu'avec la plus grande peine à son logement.

Il est soumis, cette année, aux douches mitigées; puis, aux douches dites d'*Enfer*.

Le 12 juin, le fourmillement avait augmenté dans le pied droit.

Je recommande au malade d'abréger la durée de la douche, dans laquelle il aimait à rester trop longtemps.

Bientôt il se manifeste de l'amélioration; le 5 juillet, jour de sa sortie, il marche facilement avec des béquilles;

le fourmillement des pieds et les douleurs intercostales ont disparu ; la tumeur dorsale n'est plus appréciable.

Il est remarquable que cette maladie, d'abord améliorée par les Eaux, puis ramenée en 1853 par un trop long séjour à la douche, prise alors sans direction médicale, ait été de nouveau, cette année, légèrement exaspérée par l'action des Eaux, et ensuite amendée par elles.

Nous avons été témoin, en 1855, de la guérison complète de ce malade après une saison de vingt jours.

OBSERVATION IIe.

Paralysie rhumatismale des extrémités supérieures et inférieures. — Le 4 août 1855, un garde-champêtre, habituellement exposé aux intempéries de l'atmosphère, fut surpris par une pluie d'orage. Il fut atteint les jours suivants d'une paralysie du mouvement des extrémités supérieures et inférieures.

On l'apporta le 14 août à l'hôpital. Il ne pouvait ni marcher ni se tenir sur ses jambes qui étaient sans force ; les bras étaient d'une faiblesse extrême ; la sensibilité était conservée ; il y avait absence complète de douleur ; les autres fonctions se faisaient bien.

Nous l'envoyâmes aux vapeurs et douches dites du *Centre*.

Les premières opérations thermales éveillèrent des douleurs aux jambes et aux bras, douleurs mobiles, mais qui, apparaissant quelquefois la nuit, lui enlevaient tout sommeil. Elles cédèrent bientôt sans médication spéciale.

A sa sortie le 4 septembre, après vingt jours de traitement, ce malade marchait facilement sans appui, et ne conservait qu'une légère faiblesse, qui ne tarda pas à disparaître.

Vu l'intégrité de la plupart des fonctions et la prompte disparition du mal, je pense que les nerfs du mouvement étaient ici seuls et spécialement lésés, de manière à ne pouvoir exciter de contraction musculaire.

Chez le malade précédent, la maladie de la moelle était bien plus appréciable. La sensibilité était conservée, mais les fonctions de la vessie et du rectum ne se faisaient pas très-bien. On sait, du reste, que la paralysie de ces organes n'est pas un phénomène constant de la congestion rachidienne, qu'elle ne survient que lentement et augmente peu à peu, à mesure que la maladie s'aggrave.

Telles sont les paralysies, dans lesquelles la médication thermale est clairement indiquée, et le plus souvent suivie du succès le plus complet. Nous les soumettons sans crainte aux douches les plus actives et les plus puissantes. Dans celles où les douleurs persistantes des membres, des phéno-mènes de contracture, ou de raideur, un état fébrile indique l'existence d'une lésion plus profonde du parenchyme orga-nique, la cure est ordinairement moins heureuse, plus lon-gue, et demande une prudente et sage temporisation.

Notre honorable ami, le docteur Bertier, a publié une observation assez intéressante de paralysie générale, sur-venue après la disparition d'un exanthème, chez un malade âgé de cinquante ans, d'un tempérament sanguin, d'une forte constitution et sujet depuis longtemps à un rhumatisme chronique (1).

En 1856, six semaines avant de venir à Aix, le malade avait eu une éruption miliaire qui s'était supprimée brusque-ment. Dès lors, les extrémités inférieures, puis les membres supérieurs perdaient peu à peu la faculté de se mouvoir et de

(1) Compte-Rendu des Eaux thermales sulfureuses d'Aix en Savoie (Cham-béry, 1858).

sentir. Le goût diminuait ; là vue devenait trouble par moment.

On essaya l'action des dérivatifs sur le tube intestinal, et on fit plusieurs applications de sangsues sans aucun résultat. Enfin, le traitement thermal fut employé comme dernière ressource.

Dès la cinquième douche une amélioration légère se manifesta. Puis, le malade alla de mieux en mieux, et, après trois semaines de traitement, il partit en pleine voie de guérison. Le succès fut bientôt complet.

Soit que cette paralysie ait été due à la brusque disparition d'une éruption exanthématique chez un sujet rhumatisant, soit qu'il n'y ait eu là qu'une simple coïncidence, toujours est-il que cette observation nous offre le tableau de symptômes graves, mais très rapidement amendés, puis guéris par les Eaux, parce que la cause, quelle qu'elle fût, n'avait pas encore produit de lésions profondes dans les organes centraux de la vie de relation.

Il est rare que les paralysies qui se déclarent à la suite des épanchements sanguins dans les centres nerveux, et qu'on voit à Aix en assez grand nombre, y soient aussi utilement traitées et aussi rapidement guéries. On a dit, il est vrai, que le traitement thermal activait la résorption du caillot : théorie ingénieuse, mais que l'observation clinique ne semble pas confirmer. Cette observation nous apprend, au contraire, que l'activité imprimée à la circulation sanguine par la cure thermale, a quelquefois causé une hémorrhagie nouvelle, ainsi que l'a remarqué avec raison notre honorable collègue le docteur Blanc (1), et ainsi que nous en avons été nous-même, quoique rarement, le triste témoin.

(1) Compte-Rendu des Eaux thermales d'Aix (Paris, 1856).

Sans reparler ici des phénomènes qui se sont présentés chez le malade de notre première observation, nous avouons avoir vu deux hémiplégiques, soumis au traitement thermal, et dont l'un succomba à une nouvelle attaque pendant le traitement, l'autre mourait d'apoplexie quelque temps après la cure.

Le 20 août 1858, un baigneur, qui offrait les symptômes à peu près caractéristiques du ramollissement du cerveau et qui suivait à Aix la cure thermale, tomba subitement, pendant une promenade, privé de connaissance. Il eut, pendant plus de deux heures, des mouvements convulsifs des membres, des yeux, de la bouche, de l'écume aux lèvres; puis, il tomba dans une résolution absolue et mourut au bout de vingt-quatre heures.

Cet accident apoplectique chez un malade atteint d'une maladie cérébrale chronique, n'est point sans doute un phénomène singulier. Mais n'est-il pas arrivé, sous l'influence du traitement, peut-être un peu plus tôt qu'il ne se fût produit dans d'autres circonstances?

On obtient cependant dans quelques cas un léger amendement, et même une amélioration notable et plus rapide que celle que le temps seul eût amenée. Les douleurs, les sensations de froid, les fourmillements diminuent et disparaissent; la force elle-même augmente un peu. Mais, si l'on veut avoir toute chance de succès, il ne faut soumettre le malade à la douche qu'après un traitement antiphlogistique convenable, et lorsqu'il n'y a plus de tendance aux hémorrhagies, aux congestions. Il faut, en outre, surveiller avec le plus grand soin l'action excitante de l'Eau minérale, de peur d'amener l'inflammation du parenchyme atteint, si elle n'existe pas, ou de l'augmenter si elle existe déjà.

C'est ainsi que Daquin a pu dire, avec raison, qu'on doit conduire promptement le malade aux Eaux; mais seulement lorsqu'il n'existe pas d'état fébrile, et après l'emploi des remèdes généraux, chez ceux qui, par constitution ou tempérament, seraient menacés d'un coup de sang, dit-il, dans un autre passage de son livre; et chez les épileptiques, on ne doit user des Eaux qu'avec réserve, la douche accélérant le flux du sang vers la tête, amènerait infailliblement une attaque de cette maladie. Il ne serait pas moins dangereux d'en user chez ceux qui sont sujets à une hémorrhagie (1).

Cependant, ce vieux praticien ne craignait point les attaques secondaires, consécutives, qu'il traitait même de chimériques. Telle paraît être aussi l'opinion de l'auteur du *Compte-Rendu des Eaux thermales d'Aix, pendant l'année 1858* (2). Nous regrettons qu'une observation attentive des

---

(1) Daquin, des Eaux thermales d'Aix (Chambéry, 1808).

— Le livre de Daquin, ce compatriote distingué à des titres divers, est encore aujourd'hui le premier, le plus complet, le moins imparfait parmi ceux que nous possédons sur les Eaux d'Aix. Il a contribué à la réputation de ceux qui ont su puiser et choisir dans les matériaux nombreux qu'il pouvait leur fournir.

On sait d'autre part (*) et sans que la gloire de l'illustre Pinel puisse en être obscurcie, que Daquin, destiné à imaginer des réformes que d'autres plus heureux que lui devaient un jour réaliser, précéda ce célèbre aliéniste dans l'étude médico-philosophique de la folie.

(*) Notice biographique sur le médecin Daquin, par le docteur Guilland (Chambéry, 1852).

(2) Guilland, Compte-Rendu, etc. (Aix-les-Bains, 1859).

faits nous ait obligé à émettre en ce lieu un avis un peu différent de celui de notre ami et collègue distingué.

Parmi les observations de Daquin, on en compte une (et c'est celle qui est toujours citée) où le malade frappé subitement d'une attaque d'*apoplexie séreuse* (qu'entendait l'auteur par ces mots?) qui ne lui avait laissé d'autre signe de vie que les mouvements du cœur et des organes respiratoires, fut porté au même instant à la source de Soufre, et plongé jusqu'au menton dans l'Eau minérale. Il recevait, en outre, une douche chaude sur la tête. Un quart d'heure après il reprenait connaissance, et après cinq ou six séances semblables il était complètement guéri.

Or, ne pourrait-on pas dire que les symptômes offerts par ce malade étaient dus à une congestion cérébrale passagère, non accompagnée de foyers hémorrhagiques, ou accompagnée seulement d'une hémorrhagie légère, et non renouvelée? Il est vrai que, même dans ce cas, les Eaux n'auraient ni augmenté les phénomènes congestifs, ni contribué à produire des phénomènes d'irritation, d'inflammation.

Sed rara non sunt artis, ainsi que Daquin le dit lui-même.

D'ailleurs, Daquin avoue qu'il est des cas où la maladie se montre plus ou moins rebelle à l'efficacité des Eaux, et ici nous reconnaissons de nouveau la grande autorité de ce vieux maître.

OBSERVATION IIIe.

Faiblesse, suite d'hémiplégie par apoplexie. — V. R., de Faverges, 45 ans, tempérament nerveux, entre à l'hôpital le 1er juin 1860.

Cette femme a eu beaucoup de peines morales. Il y a six ans, étant allée voir son mari qui se trouvait en prison, elle fut prise tout-à-coup d'une hémiplégie à gauche. Le bras, la jambe, la figure furent paralysés de ce côté; six saignées en vingt-cinq jours. Elle resta alitée trois mois. Puis, son état s'étant peu à peu amélioré, elle vint aux Eaux d'Aix (1858), et se trouva bientôt assez bien pour pouvoir travailler et se considérer comme guérie.

Elle a eu, il y a six mois, une attaque semblable à la première, et est restée aussi trois mois au lit; cinq saignées. Aujourd'hui, il reste de la faiblesse et un sentiment de froid dans le bras et la jambe gauches. Il y a aussi du même côté des douleurs intercostales. Cependant, la face n'est pas déviée, et la malade marche sans boiter.

Elle est soumise à la douche mitigée, *aux Princes*.

Elle éprouve pendant l'opération thermale un grand bien-être, qui d'abord ne persiste pas après ; mais elle ressent enfin une amélioration remarquable pendant les derniers jours qu'elle passe à Aix.

Lorsqu'elle part le 25 juin, les membres du côté gauche ont acquis beaucoup de force ; les douleurs intercostales ont disparu ; l'état général s'est fortifié.

OBSERVATION IVᵉ.

Faiblesse et déformation, suite d'hémiplégie par apoplexie. — Mᵐᵉ X. a eu une *attaque*, il y a neuf ans ; elle est restée alors trois jours sans connaissance ; elle ne donne pas de détails sur le traitement qu'elle a suivi; mais elle était, dit-elle, paralysée du côté gauche.

Elle est venue aux Eaux en 1855, 1856 et 1857. A son entrée à l'hôpital en 1860, la marche est à peu près normale, et il reste à peine un peu de faiblesse dans la jambe gauche. Les mouvements du bras se font bien; mais l'avant-bras et les doigts sont faibles et amaigris. Certains muscles l'emportent en force sur d'autres, ce qui a amené une déformation de la main, des doigts et du poignet.

Douche *aux Princes* le matin; vapeurs locales de *Berthollet* l'après-midi sur l'avant-bras et la main.

Amélioration légère.

Nous avouons avoir peine à comprendre, et nous n'adoptons point la distinction trop absolue qu'on a essayé d'établir entre l'hémiplégie et la paraplégie, au point de vue de leurs causes prochaines et de l'application des Eaux minérales à leur traitement. Ainsi, on a dit que l'hémiplégie suppose en général une altération matérielle du cerveau, ce qui est ordinairement vrai, tandis que les paralysies purement fonctionnelles se rapporteraient surtout à la paraplégie, ce qui peut être vrai en partie.

On a ajouté que le traitement thermal s'applique au symptôme dans l'hémiplégie, et à la cause (rhumatisme, syphilis, chlorose, hystérie) dans la paraplégie, et qu'il est dans ce dernier cas bien plus fécond en résultats heureux (1).

Or, la paralysie de cause rhumatismale n'est pas toujours une paraplégie; mais elle est partielle ou générale, le plus

---

(1) Durand-Fardel, Traité thérapeutique des Eaux minérales (Paris, 1857)· Bel ouvrage d'hydrologie dont les imperfections disparaîtront, sans doute, dans une édition nouvelle — Pourquoi, par exemple, a-t-on préféré insérer dans ce livre l'ancienne analyse des Eaux d'Aix par Bonvoisin, au lieu de l'analyse plus moderne et plus complète de M. Bonjean?

souvent transversale, unilatérale quelquefois. Nous avons rencontré, il n'y a pas longtemps, une hémiplégie d'origine rhumatismale. Les paralysies syphilitiques ont souvent leur cause organique, mécanique dans le cerveau, et on ne saurait prétendre, ni qu'elles soient du domaine des Eaux seules, ni qu'elles soient purement fonctionnelles, ni que la paraplégie soit la forme la plus ordinaire sous laquelle elles se présentent à nous.

Enfin, si l'hémiplégie dépend le plus ordinairement d'une hémorrhagie cérébrale, les annales de la science ne nous montrent-elles pas l'hémiplégie nerveuse, chlorotique, syphilitique, méconnue quelquefois? Combien ne voyons-nous pas de paraplégies dues à une hémorrhagie de la moelle, à une myélite chronique, et même à une lésion du cerveau! Nous venons de rencontrer un cas d'hémiplégie, non purement *fonctionnelle*, il est vrai, mais qui dépendait surtout d'un état chloro-hystérique très-remarquable, état dans lequel la médication thermo-minérale fut un adjuvant très-utile du traitement principal; d'un autre côté, nous avons vu récemment aussi un cas de paralysie incomplète et tendant à devenir générale, dans lequel dominait cependant la forme paraplégique, et qui nous a paru dépendre d'une altération plus ou moins profonde des centres nerveux, coïncidant avec un certain état d'anémie. Il s'est montré assez réfractaire à l'action des Eaux.

Voici ces intéressantes observations :

OBSERVATION V^e.

Hémiplégie d'origine chloro-hystérique et apoplectique. —
Mlle R., de Lyon, âgée de 24 ans, maigre et pâle, arrivée à

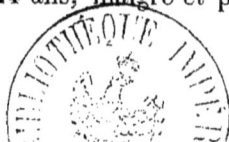

2

Aix le 4 août 1860, a eu à l'âge de 10 ans une hémiplégie
à droite: elle n'a pu marcher pendant une année; le traitement a consisté d'abord en applications de vésicatoires le
long du dos. On la porta ensuite à Aix, où les Eaux lui ren-
dirent l'usage des membres jusque-là paralysés. Elle y vint
pendant trois ans et se trouva à peu près guérie jusqu'à
l'an dernier.

Il ne lui restait, disait-elle, qu'un peu de maladresse dans
la main droite.

Depuis une année environ, il lui vient tous les mois, surtout à l'époque menstruelle, une hémiplégie complète à
droite, mais non persistante, qui cède à une application de
sangsues. Il lui arrive, en outre souvent, d'être dans un état
d'excitation du cerveau, qui la prive de tout sommeil la nuit :
elle parle alors beaucoup, mais sans avoir une connaissance
suffisante de ce qu'elle fait ou de ce qu'elle dit. Quand la
tête est ainsi affectée tout va bien du côté du bras et de la
jambe droite.

Actuellement, il y a une faiblesse très-marquée au bras
droit, à peine appréciable à la jambe : la sensibilité est
plutôt exaltée que diminuée dans ces membres; la malade ne va pas du corps sans lavement; il y a un bruit de
souffle très-prononcé au premier temps du cœur, des bourdonnements d'oreille, un murmure continu dans les ca-
rotides; la menstruation est très-peu abondante, mais régu-
lière; les préparations martiales ont été employées.

Cette jeune fille est soumise, à Aix, à la douche mitigée et
à la douche écossaise; elle prend, en outre, tous les jours
trois pilules de lactate de fer de 0,05 c.; elle va de temps en
temps se promener et boire à Marlioz quelques verrées d'eau
minérale.

Les 13 et 14 août, il y a un réveil de douleur au côté droit de la tête et du cou et au bras droit ; mais depuis le 16 août elle va mieux ; les règles coulent assez abondamment les 25 et 26 août ; mais aucun symptôme n'apparaît du côté du cerveau, et l'hémiplègie ne s'aggrave pas.

Elle part le 3 septembre, après un mois de séjour à Aix. Le bras est plus fort, l'appétit est bon. Elle va à la selle sans lavement, la maigreur est moindre, le bruit de souffle au cœur a diminué, l'amélioration est, en un mot, très-satisfaisante.

OBSERVATION VIᵉ.

Paralysie générale incomplète d'origine mixte.—Mᵐᵉ C. D., de Lyon, âgée de 48 ans, admise à l'hôpital d'Aix, le 1ᵉʳ juin 1860, a eu, il y a 4 ans, des pertes utérines, qui ont été suivies, après quelques jours, d'une paralysie incomplète du bras gauche et des deux jambes. La marche était encore possible avec des soutiens, mais la vue avait diminué, la parole était embarrassée. On ne pratiqua pas de saignée ; cependant, on appliqua des sangsues, des vésicatoires, des moxas, et enfin un séton sur la colonne vertébrale : le tout sans succès marqué.

Elle a fait une cure aux Eaux d'Aix l'an dernier, et s'en est trouvée assez bien, pour pouvoir, en partant, se rendre à la gare à pied et sans appui, ce qu'elle n'eût pu faire en arrivant. Mais peu à peu cette amélioration a diminué.

Aujourd'hui elle vacille, elle craint de tomber, et tomberait en effet, si elle marchait sans être soutenue ; elle ne peut aller du corps qu'en prenant tous les jours un gramme de rhubarbe. La vue est bonne, la pupille se dilate et se contracte bien.

Elle est soumise, comme l'année dernière, à l'action de la douche mitigée et surtout de la douche écossaise, qu'elle sup_ porte parfaitement.

A son départ, le 30 juin, la malade va sans appui jusqu'au bout de la salle; mais l'amélioration, on le voit, est moindre que l'an passé.

Si le traitement thermal est un adjuvant très-utile des toniques dans la paralysie qui reconnaît pour cause la chloro-anémie, il en est de même pour celles qui sont quelquefois consécutives aux fièvres graves, maladie dans lesquelles le sang n'est pas moins altéré qu'appauvri, et à la diphtérie elle-même.

OBSERVATION VIIe.

Paraplégie incomplète, suite de fièvre typhoïde. — Un homme du hameau de Saint-Simon, atteint d'une fièvre typhoïde grave, était alité depuis deux mois et demi, lorsque je le vis, pour la première fois, le 13 novembre 1854. Il était d'une maigreur remarquable, et n'avait pas la force de se mouvoir dans son lit. Il avait une plaie à la région sacrée, une autre à la région trochantérienne gauche, et une troisième à l'épaule droite, qui avaient été précédées d'escarres noires, ayant envahi toute l'épaisseur de la peau. Il avait en outre, à chaque bras, une plaie assez étendue, qui avait succédé à l'application de deux vésicatoires, et un abcès froid de la grosseur d'une noix dans l'aisselle droite. Pas de fièvre. Je le soumis à un traitement tonique : un peu de vin et de viande. Pansement des plaies avec la pommade au quinquina. Cataplasmes sur l'abcès.

Ce traitement ne tarda pas à être suivi de l'amélioration la plus remarquable : l'abcès s'ouvrit pour guérir; les forces revinrent et les plaies se cicatrisèrent.

J'observai, pendant sa convalescence, deux éruptions successives de pemphigus chronique aux bras, au bras gauche surtout, précédées chacune de fièvre, céphalalgie, inappétence. Les bulles avaient le volume d'une aveline, et faisaient place à des croûtes brunes, bombées au centre. Ces symptômes eux-mêmes disparurent à mesure que la constitution s'améliorait sous la simple influence du régime tonique.

Mais il restait une paralysie incomplète du mouvement des extrémités inférieures, qui nécessita un traitement par les Eaux, pendant l'été de 1855. Bientôt les jambes recouvrèrent leurs forces, et cet homme fut rendu à sa pauvre famille, dont il était le soutien.

OBSERVATION VIIIᵉ.

Paralysie incomplète des extrémités supérieures et inférieures, suite de fièvre typhoïde. — Nous avons vu de même, en 1860, une femme entrée à l'hôpital, et qui ne nous offrit plus qu'un peu de faiblesse des extrémités supérieures et inférieures. Deux ans auparavant, elle avait eu une fièvre typhoïde, qui lui avait laissé une paralysie incomplète du mouvement, aux bras et aux jambes. Une première saison à Aix, en 1859, avait beaucoup amélioré son état. Cette année, après quelques jours de traitement, elle est repartie guérie (septembre 1860).

Le traitement thermal serait, sans doute, un des moyens les plus efficaces à employer contre la paralysie saturnine ; mais il ne nous a pas été donné de la rencontrer, et nos devanciers n'ont rien écrit sur elle.

L'observation suivante montrera l'heureuse influence de

l'action tonique des Eaux dans la faiblesse musculaire et le tremblement laissé par la méningo-myélite, lorsque tout état aigu et fébrile a disparu.

OBSERVATION IXᵉ.

Faiblesse et tremblement, suite de méningo-myélite. — Séraphin Rosaz, de Maurienne, cultivateur, âgé de 25 ans, d'une bonne constitution, d'un tempérament sanguin-nerveux, arrive, à Aix, le 11 juin 1854.

Il me raconte que, dix-neuf mois auparavant, après s'être couché sur la terre humide, il a été obligé de s'aliter pendant deux jours; puis s'est trouvé atteint de paralysie du mouvement des extrémités supérieures et inférieures, avec exaltation de la sensibilité, surtout aux pieds et aux mollets; les doigts étaient contracturés et fléchis dans la paume de la main. Il ne pouvait, disait-il, que tourner le cou et parler. Pas de céphalalgie, la défécation était difficile; il urinait avec peine et douleur; il y avait de la douleur à la pression à la colonne vertébrale, entre les deux omoplates.

Il est resté trois mois dans cet état, et a été traité par deux applications de sangsues à l'anus, des vésicatoires et des emplâtres stibiés le long du dos, et des pilules dont il ignore la composition.

Sous l'influence de ce traitement insuffisant, la maladie s'était cependant amendée : il pouvait marcher, mais il restait du tremblement dans les mains et dans les pieds lorsqu'il les isolait du sol, et une faiblesse considérable dans les membres supérieurs et inférieurs.

L'intégrité des facultés intellectuelles, la paralysie des membres, la paresse de la vessie et du rectum, la douleur locale à la région dorsale, ce que nous connaissons de la cause, tout indique que ce jeune homme a eu une méningo-myélite rhumatismale, dont les symptômes actuels sont des *reliquats*.

Il a déjà fait une cure de 25 jours aux Eaux l'an dernier, et s'en est bien trouvé. Je constate cependant encore la faiblesse et le tremblement; mais il n'y a plus de douleur à la région dorsale. Depuis sa cure de l'an dernier, quatre saignées générales lui ont été pratiquées, après lesquelles, dit-il, il se trouvait plus à l'aise.

Rosaz prend, à Aix, quatre bains de vapeurs au vaporarium, deux douches mitigées et quatorze vapeurs et douches au Centre, par séries de deux ou trois, séparées par des jours de repos ou de piscine.

Je lui fais prendre en outre, pendant son séjour à Aix, 36 pilules de méglin, dont l'action sur l'élément de la maladie que je les destinais à combattre, est tout-à-fait nulle.

Il part, le 11 juillet, avec une bien notable augmentation des forces; mais le tremblement est toujours le même.

Nous avons appris quelques mois plus tard que le tremblement lui-même avait disparu et que la guérison était complète.

Lorsque la faiblesse et le tremblement, au lieu d'être les derniers phénomènes persistants d'une affection du système nerveux périphérique ou central, guérie ou en voie de guérison, paraissent être le symptôme initial d'une paralysie générale ou partielle, l'efficacité du traitement est moindre. Telle est du moins l'opinion qu'ont fait naître en nous les deux observations suivantes :

OBSERVATION X⁰.

Paralysie générale progressive. — Le 10 août 1860, est entrée à l'hôpital une paysanne de Thonon, âgé de 60 ans.

Cette femme a une grande faiblesse et un tremblement général des membres ; les mains tremblent surtout, lorsqu'elle veut prendre ou saisir quelque chose, ou essayer de travailler. La tête est penchée en avant, et pesante surtout dans la région antérieure. Il y a parfois de la surdité et des bourdonnements d'oreille ; mais ce phénomène n'est pas constant, tantôt il disparaît, tantôt il revient. La malade a de la peine à lever les yeux ; elle ressent aussi des douleurs dans la région lombaire. Cependant elle marche sans appui ; mais elle vacille. La parole est plutôt lente qu'embarrassée. La sensibilité est conservée, l'intelligence est intacte. Les digestions sont bonnes, et les fonctions qui en sont la suite se remplissent bien. La malade transpire beaucoup.

Elle attribue son mal, qui est venu progressivement depuis trois ans, au froid et à l'humidité ; elle a été saignée une fois ; elle a déjà fait une saison aux Eaux l'an dernier : l'effet a été peu marqué.

Nous avons cru reconnaître dans ces phénomènes les symptômes de la paralysie générale progressive (1) ; et, sans espoir de succès, nous avons soumis cette femme aux douches mitigées (Princes) par séries de trois, séparées par un jour de piscine.

---

(1) Ce diagnostic fut confirmé par M. le docteur Mélier, auquel nous présentâmes cette malade, pendant une des visites qu'il fit à l'hospice, au mois d'août 1860.

Lorsqu'elle est sortie le 25 août, elle transpirait moins ; mais le tremblement était le même ; les bourdonnements d'oreille avaient augmenté ; la surdité était plus prononcée qu'à son arrivée. Elle disait avoir acquis une force légère ; mais, en somme, son état ne me paraissait pas avoir changé.

OBSERVATION XI⁰.

Paralysie locale traumatique. — Le 10 août 1860, on a admis à l'hôpital une femme de Chambéry, âgée de 56 ans, qui offrait un grand affaiblissement du bras droit, accompagné d'un tremblement de la main droite et de l'avant-bras. Elle éprouvait dans ce membre, et surtout dans la main, une sensation de froid. La sensibilité était diminuée et moindre qu'au bras gauche. Les mouvements d'élévation et d'abduction du membre n'étaient pas totalement empêchés, mais se trouvaient assez limités. La force de la main suffisait à peine à fléchir les doigts ; il y avait souvent des fourmillements dans cet organe.

Cette maladie était venue progressivement depuis environ six années. Elle avait débuté par des douleurs rhumatismales de l'épaule et du coude : on perçoit même encore aujourd'hui quelques craquements dans l'articulation scapulo-humérale. Une première cure à Aix en 1855 avait en grande partie enlevé le mal ; mais des efforts musculaires trop fréquents que cette femme avait à faire pour porter une personne malade, au service de laquelle elle était attachée, l'avaient aggravé au point où nous le voyons aujourd'hui. Il y a une atrophie commençante des muscles du bras.

Le traitement antérieur a consisté en frictions diverses et en applications de mouches de Milan.

Elle reçoit tous les matins, à Aix, la douche générale avec frictions et massage sur le membre malade.

Cette femme est sortie le 1er septembre, n'éprouvant qu'une amélioration peu sensible.

OBSERVATION XIIᵉ.

Paralysie traumatique du deltoïde. — Le 27 août 1854, entrait à l'hôpital un jeune homme qui avait eu trois mois auparavant une luxation de l'articulation huméro-scapulaire droite, par cause directe : il portait en l'air une table, qui lui retomba sur l'épaule.

La luxation fut réduite le même jour; mais il resta une paralysie du muscle deltoïde. Le malade faisait bien exécuter à son bras des mouvements de latéralité, mais il ne pouvait l'élever.

On avait appliqué en vain sur la région des vésicatoires et des moxas. Il fut soumis, à Aix, à la douche avec massage.

Une amélioration notable se faisait remarquer et annonçait une guérison prochaine, lorsque le malade mourut subitement le 12 septembre.

On ne saurait établir de règle générale sur le degré de curabilité des diverses paralysies d'origine traumatique, au nombre desquelles nous plaçons celles qui sont la suite d'un accouchement laborieux; car le pronostic dépend surtout de la profondeur et de l'intensité de la lésion primitive ou consécutive du tissu nerveux, lésion dont le traitement seul nous apprend quelquefois la plus ou moins complète irréparabilité.

OBSERVATION XIIIe.

Paraplégie traumatique. — Vers les derniers jours de
1856, un jeune ouvrier d'Aix, du nom de Suavet, âgé de 20
ans, bien constitué et très-bien portant jusque-là, tomba
d'une hauteur de deux ou trois mètres. Une planche, qui le
suivit dans sa chute, vint le frapper par l'une de ses extrémités à la région lombaire, au moment où il atteignait le
sol. Aussitôt après, il éprouva les symptômes suivants : sta-
tion impossible, perte complète du mouvement et insensibi-
lité des extrémités inférieures, paralysie de la vessie et du
rectum.

Ce malade n'offrit à mon examen aucune trace de fracture
ou d'un déplacement quelconque des vertèbres ou du sacrum.
Néanmoins, la région lombaire fut pendant quelques jours le
siége de douleurs vives, et il y eut un peu de fièvre. Je fis
appliquer vingt sangsues sur cette région, et plus tard un
vésicatoire. Tous les jours, durant trois mois, je pratiquai
le cathétérisme; car il y avait rétention d'urine complète, et
il n'était possible d'obtenir quelques selles qu'au moyen de
purgatifs, répétés de temps en temps.

Après l'emploi des antiphlogistiques indiqués par l'état lo-
cal et général du malade, je fis administrer à l'intérieur des
pilules de sulfate de strychnine, à la dose de 4 à 5 milligram-
mes par jour, et jusqu'à produire des démangeaisons à la
peau et de légères raideurs musculaires.

Insensiblement, il revint un peu de mouvement et un
peu de sensibilité aux membres paralysés, amaigris et menacés d'atrophie. Le malade put uriner sans cathétérisme.

Il entra à l'hospice thermal d'Aix, pendant la belle saison, en 1857. Les Eaux augmentèrent un peu la force des jambes et accrurent l'activité organique, la nutrition de ces parties. Un an après sa chute, Suavet pouvait faire quelques promenades à pied, en s'aidant d'un bâton.

Il a repris les Eaux avec quelque avantage en 1858. Cependant la guérison est restée imparfaite.

OBSERVATION XIVe.

Paraplégie traumatique. — Nous avons vu à l'hôpital d'Aix, pendant l'été de 1860, un cas analogue et presque semblable à celui que nous venons de raconter. Il nous était offert par un jeune ouvrier de Genève, qui avait eu le ventre pris sous une poutre pesante. Le résultat obtenu, par une cure thermale de quarante jours, a été satisfaisant. Au départ de ce malade, la marche était devenue plus assurée et les selles étaient plus faciles.

Quelques-uns des auteurs des Rapports annuels, qui ont paru à Aix depuis quelques années, ont parlé de l'utilité du traitement thermal dans les paralysies *scrofuleuses*. Nous avouons ne point comprendre ce qu'ils entendent par ces mots, et nous regrettons que nos confrères n'aient pas publié d'observations qui aient pu nous aider à saisir leur pensée.

Peut-être ont-ils voulu parler de paralysies dues à une des lésions confondues sous le nom de *mal vertébral de Pott?* Car une compression, quelle qu'en soit la cause, une irritation de voisinage, peuvent produire la paralysie; mais les Eaux n'auront sur elle d'utile action qu'autant qu'elles en auront sur la cause elle-même, soit directement, comme dans la carie vertébrale, soit comme adjuvant des remèdes spécifiques, dans la paralysie d'origine syphilitique, par exemple.

L'observation suivante nous a offert un exemple assez intéressant non d'une paralysie proprement dite, mais d'un anéantissement des forces vitales, incomplet et de courte durée, causé par une chute d'un lieu élevé :

OBSERVATION XVe.

Commotion de la moelle et contusion des lombes. — Un ouvrier, de Samoëns, du nom de Ravenet, âgé de 31 ans, travaillait en 1855 à l'hôtel royal, alors en construction. Il tomba le 7 mai, à midi, d'une hauteur d'environ dix mètres et fut aussitôt transporté à l'hôpital.

Il avait à la tête, vers l'angle supérieur du pariétal gauche, une plaie longue de quatre ou cinq centimètres, et intéressant seulement les parties molles.

Il existait, en outre, une forte contusion avec échymose et douleurs excessives à la région lombaire. Mais nous ne reconnûmes aucun signe de fracture de la colonne vertébrale. L'intelligence était intacte. Les membres supérieurs et inférieurs jouissaient de leur sensibilité. Le pouls était petit. Le malade était extrêmement pâle et avait froid. Sa figure était décomposée. Les mouvements du tronc étaient possibles, quoique très-douloureux.

Je ne fis immédiatement aucune saignée à cause de la faiblesse générale. Mais je fis appliquer à cinq heures du soir, vingt sangsues à la région lombaire. Un peu plus tard, il y avait du soulagement. Le pouls était à 64. Le malade avait uriné.

Le lendemain, 8 mai, il y avait quelques fourmillements dans les pieds, et quelques crampes, qui disparurent le 9.

Le mouvement et la sensibilité étaient toujours intacts. Je pensai, dès lors, qu'il n'y avait eu là qu'une forte contusion à la région lombaire, avec commotion de la moelle, sans épanchement.

Le 9 au soir, il y eut un retour de fortes douleurs aux lombes : une application de douze sangsues les diminua.

Les jours suivants, comme il n'était survenu aucune inflammation consécutive, je fis prendre à ce malade, dont l'état le permettait désormais, quelques bains ordinaires dans l'eau minérale attiédie.

L'amélioration obtenue par ce moyen fut remarquable, et le 13 mai, Ravenet put quitter l'hôpital, avec sa plaie à la tête en voie de cicatrisation et le dos presque sans douleur.

Conclusions.

En résumé, si, aux diverses observations contenues dans ce Mémoire, nous joignons le souvenir des faits qu'il ne renferme point, mais qui constitue pour nous l'expérience acquise, il nous est indubitablement permis de tirer de ces recherches les conclusions ou corollaires suivants :

I. Les Eaux d'Aix, très-indiquées dans la paralysie d'origine rhumatismale, le sont encore dans celle qui est consécutive à une apoplexie. Mais il faut l'appliquer le plus tôt possible dans la première, et après la cessation des phénomènes hémorrhagiques, congestionnels et inflammatoires, dans la seconde.

Le traitement peut être actif dans l'une; il doit toujours être plus doux, plus mitigé dans l'autre. Dans les deux cas, la temporisation est souvent nécessaire, la prudence est toujours prescrite.

TABLEAU SYNOPTIQUE

Des observations cliniques contenues dans ce Mémoire, et des
résultats obtenus par le traitement thermal.

NATURE DES MALADIES.	NOMBRE TOTAL.	GUÉRIS.	AMÉLIORÉS.	EFFET NUL.
Paralysie d'origine rhumatismale	2	2		
Id. par apoplexie.	2		2	
Hémiplégie chloro-hystérique et apoplectique.	1		1	
Paralysie par anémie et altération organique?	1		1	
Paralysie, suite de fièvre typhoïde.	2	2		
Faiblesse et tremblement, suite de méningo-myélite.	1	1		
Paralysie générale progressive.	1			1
Paralysie traumatique.	4.		4	
Commotion de la moelle et contusion des lombes.	1	1		

II. La cure thermale, particulièrement sous la forme de
douche mitigée et de douche écossaise, est un adjuvant très-
utile des divers toniques dans la paralysie consécutive à
l'appauvrissement du sang, ou à une altération plus ou
moins profonde de ce fluide.

III. Elle peut aider beaucoup l'action des remèdes spécifiques dans la paralysie d'origine syphilitique.

IV. Enfin, le traitement thermal a d'autant moins de succès dans les paralysies partielles ou générales, hémiplégies ou paraplégies, que la texture de l'organe malade se trouve plus altérée ; car si la douche, aidée de frictions et de massage, peut, soit par la stimulation imprimée à la circulation sanguine, soit par l'excitation des extrémités périphériques des nerfs sensitifs, transmise par réflexion aux nerfs moteurs, redonner de la vie aux organes simplement affaiblis du mouvement, si elle peut diminuer la fluxion rhumatismale des nerfs ou de la moelle, comme elle diminue un engorgement articulaire, elle ne saurait rendre aux fibres leur continuité perdue à la suite d'une blessure grave, d'un épanchement sanguin très-considérable, d'un ramollissement aigu ou chronique, ou d'une production accidentelle.

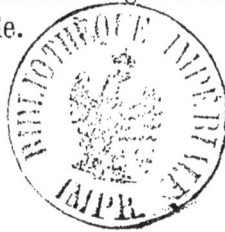

www.ingramcontent.com/pod-product-compliance
Lightning Source LLC
Chambersburg PA
CBHW060510210326
41520CB00015B/4182